Das Keto-Diät-Kochbuch

Der Beste Ratgeber Mit Leckeren Ketogenen Rezepten; Viele Rezepte Zu Ihrer Zufriedenheit Und Für Eine Gute Gesundheit

Chloe Roberts - Cornelia Ludwing

den Inhalt dieses Buches ändern, verteilen, verkaufen, verwenden, zitieren oder paraphrasieren.

Haftungsausschluss:

Bitte beachten Sie, dass die in diesem Dokument enthaltenen Informationen nur zu Bildungs- und Unterhaltungszwecken dienen. Alle Anstrengungen wurden unternommen, um genaue, aktuelle und zuverlässige, vollständige Informationen zu präsentieren. Es werden keine Garantien jeglicher Art erklärt oder impliziert. Die Leser erkennen an, dass der Autor keine rechtliche, finanzielle, medizinische oder professionelle Beratung leistet. Der Inhalt dieses Buches stammt aus verschiedenen Quellen. Bitte konsultieren Sie einen lizenzierten Fachmann, bevor Sie die in diesem Buch beschriebenen Techniken versuchen.

Durch das Lesen dieses Dokuments stimmt der Leser zu, dass der Autor unter keinen Umständen für direkte oder indirekte

Verluste verantwortlich ist, die durch die Verwendung der in

diesem Dokument enthaltenen Informationen entstehen,

einschließlich, aber nicht beschränkt auf Fehler, Auslassungen

oder Ungenauigkeiten.

Inhaltsverzeichnis

Einleitung

Vielen Dank für den Kauf von *Das Keto-Diät-Kochbuch: Der Beste Ratgeber Mit Leckeren Ketogenen Rezepten; Viele Rezepte Zu Ihrer Zufriedenheit Und Für Eine Gute Gesundheit.*

Die ketogene Diät ist ein Diätregime, das Kohlenhydrate drastisch reduziert und gleichzeitig Proteine und insbesondere Fette erhöht. Der Hauptzweck dieses Ungleichgewichts in den Anteilen an Makronährstoffen in der Ernährung besteht darin, den Körper zu zwingen, Fette als Energiequelle zu verwenden.

In Gegenwart von Kohlenhydraten nutzen alle Zellen ihre Energie, um ihre Aktivitäten auszuführen. Aber wenn diese auf ein ausreichend niedriges Niveau reduziert werden, beginnen sie, Fette zu verwenden, alle außer Nervenzellen, die nicht die Fähigkeit dazu haben. Ein Prozess namens Ketose wird dann eingeleitet, weil er zur Bildung von Molekülen führt, die Ketonkörper genannt werden und diesmal vom Gehirn verwendet werden können.

Typischerweise wird Ketose nach ein paar Tagen mit einer

täglichen Kohlenhydrataufnahme von etwa 20-50 Gramm

erreicht, aber diese Mengen können individuell variieren.

Frühstück

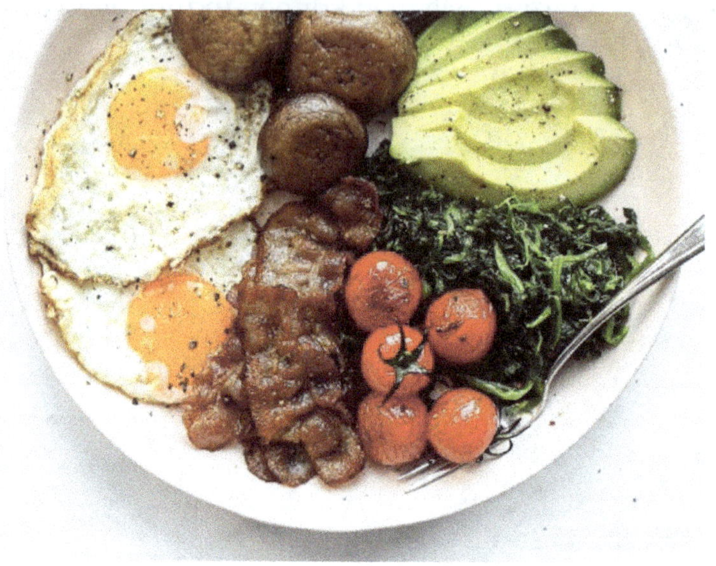

Chocolate Chip Muffins

Zubereitungszeit: 10 Minuten

Kochzeit: 20 Minuten

Portionen: 8

Zutaten:

- 1/2 Tasse Kokosmehl
- 1/4 TL Backpulver
- 1/4 TL Salz
- 4 Eier
- 1/3 Tasse ungesalzene Butter, geschmolzen
- 1/2 Tasse kohlenhydratarmer Süßstoff
- 1 EL Vanilleextrakt
- 2 EL Kokosmilch
- 1/3 Tasse zuckerfreie Schokoladenstückchen

Wegbeschreibungen:

- Den Ofen auf 350F vorheizen.
- Kokosmehl, Backpulver und Salz in eine Schüssel geben und gut vermischen.

•Butter, Eier, Süßstoff, Vanille und Kokosmilch zu den trockenen Zutaten geben und gut vermischen. Die Schokoladenstückchen vorsichtig unterrühren.

•Muffindosen auskleiden und 3/4 füllen.

•20 Minuten backen.

•Abkühlen und servieren.

Ernährung: Kalorien: 168 Fett: 13g Kohlenhydrate: 6g Protein: 5g

Brownie Muffins

Zubereitungszeit: 10 Minuten

Kochzeit: 15 Minuten

Portionen: 6

Zutaten:

- 1/2 TL Salz

- 1 Tasse Leinsamenmehl

- 1/4 Tasse Kakaopulver

- 1 EL Zimt

- 1/2 EL Backpulver

- 2 EL Kokosöl

- 1 Ei

- 1/4 Tasse zuckerfreier Karamellsirup

- 1 TL Vanilleextrakt

- 1/2 Tasse Kürbispüree

- 1/2 Tasse mandelgespritzte Mandeln

- 1 TL Apfelessig

Wegbeschreibungen:

1.Heizen Sie den Ofen auf 350F vor.

2.Alles (außer den Mandeln) in eine Schüssel geben und gut mischen.

3.Legen Sie 6 Papiereinkleidungen in die Muffindose und fügen Sie jeweils 1/4 Tasse Teig hinzu.

4.Mandeln bestreuen und vorsichtig drücken.

5.Backen Sie für 15 Minuten oder bis die Oberseite gesetzt ist.

Ernährung: Kalorien: 183 Fett: 13g Kohlenhydrate: 4,4 g

Eiweiß: 6,4 g

Cremige Protein Muffins

Zubereitungszeit: 5 Minuten

Kochzeit: 25 Minuten

Portionen: 12

Zutaten:

•8 Eier

•8 Unzen Frischkäse

•2 EL Molkenprotein

•4 EL geschmolzene Butter, gekühlt

Wegbeschreibungen:

1.Erhitzen Sie den Ofen auf 350F.

2.Fügen Sie geschmolzene Butter und Frischkäse in eine

Schüssel und mischen Sie.

3.Fügen Sie Molkenprotein und Eier in die Schüssel und

mischen Sie, bis sie vollständig mit einem Handmixer

vermischt sind.

4.Teig in eine vorbereitete Muffinform geben und in den

vorgeheizten Ofen geben.

5.Backen Sie für 25 Minuten.

6.Dienen.

Ernährung: Kalorien: 165.1 Fett: 13.6g Kohlenhydrate: 1.5g

Eiweiß: 9.6g

KETO BROT

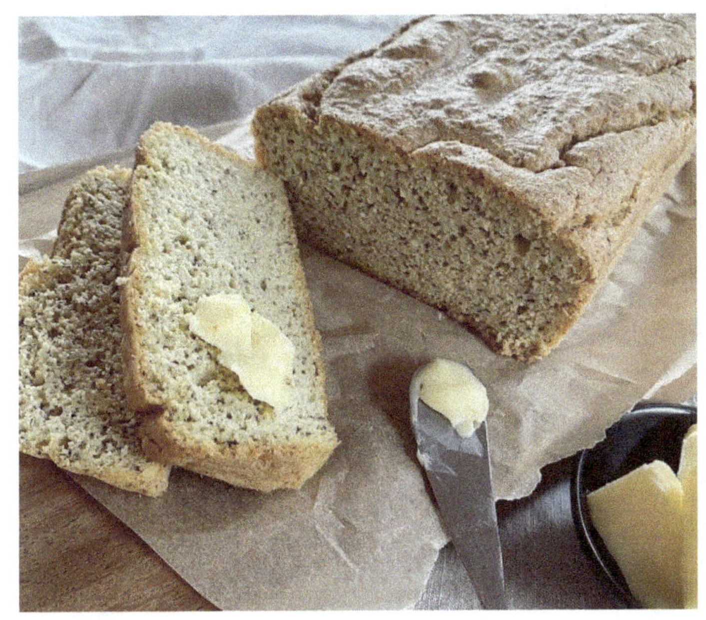

Basis Roggenbrot:

Zubereitungszeit: 2 Stunden

Kochzeit: 3 Stunden

Portionen: 6

Zutaten:

•1 Tasse + 2 Esslöffel warmes Wasser

•2 Esslöffel (40 g) Melasse

•1 Esslöffel (15 ml) Pflanzenöl, z. B. Raps

•9 g Salz

•2 Tassen (250 g) Brotmehl

•187,5 g steingemahlenes Vollkorn-Roggenmehl

•3 Esslöffel (45 g) gepresster heller oder stumpfer dunkel

gefärbter Zucker

•8 g ungesüßtes Kakaopulver

•3/4 Teelöffel (1,5 g) Kümmel

•8 g Schnellaufgehende Hefe

Wegbeschreibungen:

1. Erkennen Sie Zutaten in der Brotpfe, wie es die Lager des Herstellers betrifft. Wählen Sie den gesamten Weizenzyklus mit einer leichten Rumpfeinstellung und beginnen Sie mit der Maschine.

2.Yield: Eine I-Pfund (455-g) Portion

3.Stellen Sie die Maschine auf den Mischungszyklus. Wenn der Zyklus verarbeitet ist, den Teig in einen Laib strukturieren und in einem geschmierten 22,5 cm x 12,5 cm x 7,5 cm großen Behälter flecken.

4.Aktivieren Sie den zweiten Aufstieg auf die Oberseite des Behälters und erhitzen Sie den 350F-Ofen für etwa 35 - 40 Minuten oder bis zum Moment das in den Fokus eingebettete Thermometer auf jeden Fall 190. Zur Kühlung in das Kabelrack.

Ernährung: Cal: 265, Kohlenhydrate: 4 g Ballaststoffe: 12 g, Fett: 13 g, Eiweiß: 35 g, Zucker: 1 g.

Pita Brot

Zubereitungszeit: 10 Minuten

Kochzeit: 15 Minuten

Portionen: 8

Zutaten:

•2 Tassen Mandelmehl, gesiebt

•1/2 Tasse Wasser

•2 EL Olivenöl

•Salz, nach Geschmack

•1 TL Schwarzkümmel

Wegbeschreibungen:

1.Heizen Sie den Ofen auf 400F vor.

2.Kombinieren Sie das Mehl mit Salz. Fügen Sie das Wasser

und Olivenöl hinzu.

3.Den Teig massieren und 15 Minuten stehen lassen.

4.Den Teig in 8 Kugeln formen.

5.Legen Sie ein Pergamentpapier auf das Backblech und

chmalen Sie die Kugeln in 8 dünne Runden.

6.Streuen Sie Schwarzkümmel.

7.15 Minuten backen, servieren.

Ernährung: Kalorien: 73 Fett: 6.9g Kohlenhydrate: 1.6g

Protein: 1.6g

Bestes Keto Knoblauch Brot

Zubereitungszeit: 10

Kochzeit: 15

Portionen: 4

Zutaten:

• Knoblauch- und Kräuterbutter:

• 1/2 Tasse weiche ungesalzene Margarine (113 g/4 oz.)

• 1/2 TL Salz (ich mag rosa Himalaya-Salz)

• 1/4 TL gemahlener dunkler Pfeffer

• 2 EL natives Olivenöl zusätzlich (30 ml)

• 4 Knoblauchzehen, zerquetscht

• 2 EL natürlich aufgeschlitzte Petersilie oder 2 TL getrocknete

Petersilie

• Topping:

• 1/2 Tasse gemahlener Parmesan Cheddar (45 g/1,6 oz.)

• 2 EL knusprige Petersilie

Wegbeschreibungen:

1.Richten Sie die Keto-Sauerteigrollen ein, indem Sie dieser Formel folgen (Sie können 8 Standard- oder 16 kleinere Als übliche Brote herstellen). Das beste Low-Carb Knoblauchbrot

2.Stellen Sie die Knoblauchmargarine (oder einen anderen gewürzten Aufstrich) auf. Stellen Sie sicher, dass jede der Befestigungen raumtemperatur erreicht hat, bevor Sie sie in einer mittleren Schüssel mischen. Das beste Low-Carb Knoblauchbrot

3.Schneiden Sie die vorbereiteten Rollen in der Mitte ab und verteilen Sie die verbesserte Margarine über jede Hälfte (1-2 Teelöffel für jedes Stück). Das beste Low-Carb Knoblauchbrot

4.Mit gemahlenem Parmesan bestreuen und wieder in den Ofen stellen, um sich noch ein paar Minuten zu erfrischen. Das beste Low-Carb Knoblauchbrot

5.At den Punkt, wenn Sie fertig sind, vom Ofen ausstoßen. Alternativ mit etwas Olivenöl bestreuen und noch warm servieren.

Ernährung: Kalorien 270, Fett 15, Ballaststoffe 3,

Kohlenhydrate 5, Protein 9

Glutenfreies braunes Reismehlbrot:

Zubereitungszeit: 2 Stunden

Kochzeit: 3 Stunden

Portionen: 6

Zutaten:

•315 ml warmes Wasser

•3 riesige Eier oder gleicher Ei-Ersatz

•1 Teelöffel (5 ml) Saftessig

•3 Esslöffel (45 ml) Pflanzenöl, z.B. Rapsöl

•125 g ungesüßtes Fruchtpüree

•112,5 g gequetschte Banane oder 1/2 Tasse (112,5 g) Dosenkürbis

•2 Esslöffel (30 g) gefüllter heller oder stumpfer dunkel gefärbter Zucker

•2 Tassen (250 g) Stein gemahlen Vollkorn BraunEs Reismehl

•1 Tasse (130 g) Reine Maisstärke

•2 Teelöffel (14 g) Verdickungsverdickungsmmer

•5 g Schnellaufgehende Hefe

Wegbeschreibungen:

1. Entdecken Sie Wasser, Eier, Essig, Öl, Fruchtpüree und dunkel gefärbten Zucker in Brotgericht. In einer Schüssel dunkel gefärbtes Reismehl, Maisstärke und Verdickungsfe vermischen und neben Hefe in die Pfanne geben. Beginnen Sie mit dem Batteriezyklus.

2.Stellen Sie die Maschine auf den Mischungszyklus. Wenn der Zyklus verarbeitet ist, den Teig in einen Laib strukturieren und in einem geschmierten 22,5 cm x 12,5 cm x 7,5 cm großen Behälter flecken.

3.Aktivieren Sie den zweiten Aufstieg auf die Oberseite des Behälters und erhitzen Sie den 350 ° F-Ofen für etwa 35 - 40 Minuten oder bis zum Moment des in den Fokus eingebetteten Thermometers auf jeden Fall 190 ° ein.

4.Yield: Eine I-Pfund (455-g) Portion

Ernährung: Cal: 265, Kohlenhydrate: 4 g Ballaststoffe: 12 g, Fett: 13 g, Eiweiß: 35 g, Zucker: 1 g.

Sauerteigbrot

Zubereitungszeit: 6 Minuten

Kochzeit: 15 Minuten

Portion: 10

Zutaten:

- 1/2 Tasse Mandelmehl

- 1/2 Tasse Kokosmehl

- 1/2 Tasse gemahlener Leinsamen

- 1/3 Tasse Flohsamenschalenpulver

- TL Backpulver

- 1 TL. Himalaya-Salz

- Eier

- 6 Eiweiß

- 3/4 Tasse Buttermilch

- 1/4 Tasse Apfelessig

- 1/2 Tasse warmes Wasser

Wegbeschreibungen:

1.Kombinieren Sie die Mehle, Leinsamen, Flohsamenschale,

Backpulver und Salz in einer Schüssel, mischen Sie sie

zusammen und stellen Sie sie beiseite.

2.Legen Sie Eier, Eiweiß und Buttermilch in die Brotmaschine

Backform.

3.Fügen Sie trockene Zutaten hinzu und gießen Sie dann essig

und warmes Wasser über.

4.Stellen Sie die Brotmaschine auf französische Einstellung

(oder eine ähnliche längere Einstellung) ein.

5.Überprüfen Sie den Teig während des Knetvorgangs, um zu

sehen, ob mehr Wasser benötigt wird.

6.Wenn das Brot fertig ist, entfernen Sie die

Brotmaschinenpfanne aus der Brotmaschine.

7.Vor dem Umfüllen in ein Kühlgestell leicht abkühlen lassen.

8. Das Brot kann bis zu 10 Tage im Kühlschrank oder für 3

Monate im Gefrierschrank aufbewahrt werden.

Ernährung: Kalorien 85 Kohlenhydrate 4 g Fette 4 g Eiweiß 6 g

Toast Brot

Zubereitungszeit: 3 1/2 Stunden

Kochzeit: 3 1/2 Stunden

Portionen: 8

Zutaten:

•1 1/2 Teelöffel Hefe

•3 Tassen Mandelmehl

•2 Esslöffel Zucker

•1 Teelöffel Salz

•1 1/2 Esslöffel Butter

•1 Tasse Wasser

Wegbeschreibungen

1.Gießen Sie Wasser in die Schüssel; Salz, Zucker, weiche

Butter, Mehl und Hefe hinzufügen.

2.Ich füge getrocknete Tomaten und Paprika hinzu.

3.Setzen Sie es auf das Basisprogramm.

4. Die Kruste kann leicht oder mittel sein.

Ernährung: Kohlenhydrate 5 g Fette 2,7 g Eiweiß 5,2 g

Kalorien 203 Ballaststoffe 1 g

Honig Vollkornbrot:

Zubereitungszeit: 1 Stunde

Kochzeit: 3 Stunden

Portionen: 5

Zutaten:

•265 ml warmes Wasser

•60 g Nektar

•2 g Salz

•187,5 g Gemahlenes Vollkorn Vollkorn-Grahammehl

•187,5 g Brotmehl

•6 g Pflanzenöl, z.B. Raps

•6 g Schnellaufgehende Hefe

Wegbeschreibungen:

1. Erkennen Sie Zutaten in der Brotpfe, wie es die Lager des Herstellers betrifft. Wählen Sie den gesamten Weizen aus und starten Sie die Maschine.

2.Ausbeute: 455-g Laib

3.Stellen Sie die Maschine auf den Mischungszyklus. Wenn

der Zyklus verarbeitet ist, den Teig zu einem Laib

strukturieren und in einer geschmierten 22,5 cm x 12,5 cm x

7,5 cm Pfanne flecken.

4.Aktivieren Sie den zweiten Aufstieg zur Oberseite der

Schüssel und erhitzen Sie in 350F Broiler für etwa 35 - 40

Minuten oder bis zum Moment lesen Thermometer

eingebettet in Fokus in jedem Fall 190F.

Ernährung: Cal: 214, Kohlenhydrate: 1,5 g Ballaststoffe: 8 g,

Fett: 11 g, Eiweiß: 25 g, Zucker: 1 g.

Brot de Seele

Zubereitungszeit: 10 Minuten

Kochzeit: 45 Minuten

Portionen: 16

Zutaten:

•1/4 TL Zahnsteincreme

•2 1/2 TL Backpulver

•1 TL Xanthangummi

•1/3 TL Backpulver

•1/2 TL Salz

•2/3 Tasse nicht geschmacksneutrales Molkenprotein

•1/4 Tasse Olivenöl

•1/4 Tasse schwere Schlagsahne

•2 Tropfen Stevia mit süßen Blättern

•2egg

•1/4 Tasse Butter

•12 oz. weicher Frischkäse

Wegbeschreibungen:

1.Heizen Sie den Ofen auf 325F vor.

2.Mit einer Schüssel, Mikrowellen-Frischkäse und Butter für 1 Minute.

3.Entfernen und gut mit einem Handmixer mischen.

4.Fügen Sie Olivenöl, Eier, schwere Sahne und einige Tropfen Süßstoff hinzu und mischen Sie gut.

5.Mischen Sie die trockenen Zutaten in einer anderen Schüssel.

6.Mischen Sie die nassen Zutaten mit den trockenen und mischen Sie sie mit einem Löffel. Verwenden Sie keinen Stabmixer, um zu vermeiden, dass er zu viel peitscht.

7.Schmieren Sie eine Brotpfanne und gießen Sie die Mischung in die Pfanne.

8.Im Ofen goldbraun backen, ca. 45 Minuten.

9.Abkühlen und servieren.

Ernährung: Kalorien: 200 Fett: 15.2g Kohlenhydrate: 1.8g Protein: 10g

Keto Kürbis Brot Laib

Zubereitungszeit: 7 Minuten

Kochzeit: 25 min

Portion: 14

Zutaten:

•3 riesige Eier

•1/2 Tasse Olivenöl

•Teelöffel Vanillekonzentrat

•1/2 Tassen Mandelmehl

•1 1/2 Tassen Erythrit

•1/2 Teelöffel Salz

•1 1/2 Teelöffel Zubereitungspulver

•1/2 Teelöffel Muskatnuss

•1 Teelöffel gemahlener Zimt

•1/4 Teelöffel gemahlener Ingwer

•1 Tasse gemahlene Zucchini

•1/2 Tasse gehackte Pekannüsse

Wegbeschreibungen:

1.Vorheizen Ofen auf 350 ° F. Eier, Öl und Vanillekonzentrat verquirlen. Zur Seite stellen.

2.In einer anderen Schüssel Mandelmehl, Erythrit, Salz, Erhitzungspulver, Muskatnuss, Zimt und Ingwer vermischen. Zur Seite stellen.

3.Nehmen Sie mit einem Käsetuch oder Papiertuch die Zucchini und zerdrücken Sie das Überflusswasser.

4.Dann die Zucchini mit den Eiern in die Schüssel geben.

5.Fügen Sie die trockenen Fixierungen langsam in die Eiermischung mit einem Stabmixer ein, bis sie vollständig vermischt sind.

6.Duschen Sie leicht eine 9x5 Portionsschale und löffeln Sie in der Zucchini-Brotmischung.

7.Dann die gehackten Pekannüsse über das Zucchinibrot löffeln. Drücken Sie Pekannüsse mit einem Spatel in den Hitter.

8.Backen Sie für 60-70 Minuten bei 350 ° F oder bis die

Pekannüsse oben sautiert aussehen.

Ernährung: Cal: 70, Kohlenhydrate: 3g Netto-Kohlenhydrate:

2,5 g, Ballaststoffe: 6,5 g, Fett: 7 g, Protein: 10g, Zucker: 3 g.

Low-Carb Blumenkohlbrot

Zubereitungszeit: 20 Minuten

Kochzeit: 45 min

Portion: 8

Zutaten:

•2 Tassen Mandelmehl

•5 Eier

•1/4 Tasse Flohsamenschale

•1 Tasse Blumenkohlreis

Wegbeschreibungen

1.Broiler auf 350 F vorheizen.

2.Legen Sie eine Portionspfanne mit MaterialPapier oder

Kokosnussöl Kochdusche. An einen sicheren Ort stellen.

3.In einer riesigen Schüssel oder einem Futterverarbeiter das

Mandelmehl und die Flohsamenschale mischen.

4.Schlagen Sie die Eier bis zu zwei Minuten lang hoch.

5.Den Blumenkohlreis untermischen und gut vermischen.

6.Entleeren Sie die Blumenkohlmischung in die

Portionspfasten.

7.Erhitzen Sie bis zu 55 Minuten.

Ernährung: 398 Kalorien; 21g Fett; 4,7 g Kohlenhydrate; 4,2 g

Protein; 0

Rosmarin & Knoblauch Kokosmehl Brot

Zubereitungszeit: 20 Minuten

Kochzeit: 45 min

Zutaten:

•1/2 Tasse Kokosmehl

•1 Stäbchen Margarine (8 EL)

•6 riesige Eier

•1 TL Heizpulver

•2 TL getrockneter Rosmarin

•1/2-1 TL Knoblauchpulver

•1/2 TL. Zwiebelpulver

•1/4 TL Rosa Himalaya-Salz

Wegbeschreibungen:

1.Verbinden Sie trockene Fixierungen (Kokosmehl, Erhitzungspulver, Zwiebel, Knoblauch, Rosmarin und Salz) in einer Schüssel und legen Sie sie an einen sicheren Ort.

2.Fügen Sie 6 Eier in eine andere Schüssel und schlagen Sie mit einem Stabmixer, bis Sie oben aufsteigen sehen.

3.Erweichen Sie den Margarinestab in der Mikrowelle und fügen Sie ihn allmählich zu den Eiern hinzu, während Sie mit dem Stabmixer schlagen.

4.Wenn nasse und trockene Fixierungen vollständig in isoliertem Geschirr konsolidiert sind, fügen Sie die trockenen Befestigungen allmählich zu den nassen Befestigungen hinzu, während Sie sich mit dem Stabmixer vermischen.

5.Ölen Sie eine 8x4 Portionsschale und entleeren Sie die Mischung gerecht hinein.

6.Erhitzen Sie bei 350 für 40-50 Minuten (die Zeit ändert sich abhängig von Ihrem Masthähnchen).

7.Lassen Sie es 10 Minuten ruhen, bevor Sie es aus dem Behälter ausstoßen. Schneiden Sie es auf und schätzen Sie es mit Aufstrich oder geröstet!

Ernährung: 398 Kalorien; 21g Fett; 4,7 g Kohlenhydrate; 4,2 g Protein; 0Zucker .5g

Italienisches Pesto Weizenbrot:

Zubereitungszeit: 1 Stunde

Kochzeit: 2 Stunden

Portionen: 3

Zutaten:

•148 ml warmes Wasser

•14 g Zucker

•3 g Salz

•65 g arrangiertes Pesto

•187,5 g Brotmehl

•62,5 g steingemahlenes Vollkorn-Vollkorn-Grahammehl

•4 g Schnellaufgehende Hefe

Wegbeschreibungen:

1.Legen Sie alle Zutaten in eine Brotschale, wie durch die Lager des Herstellers angegeben. Wählen Sie wesentliche Zyklen für einen handelsüblichen Laib oder den gesamten Weizenzyklus für den riesigen Laib aus und beginnen Sie mit der Maschine.

2. Ausbeute: 455 g gewöhnlicher oder 682,5 g riesiger Laib

3.Stellen Sie die Maschine auf den Teigzyklus.

4.Bereiten Sie im 350F-Ofen für etwa 35 - 40 Minuten oder bis zum Moment das in den Fokus eingebettete Thermometer auf jeden Fall 190F vor.

Ernährung: Cal: 214, Kohlenhydrate: 1,5 g Ballaststoffe: 8 g, Fett: 11 g, Eiweiß: 25 g, Zucker: 1 g.

KETO PASTA

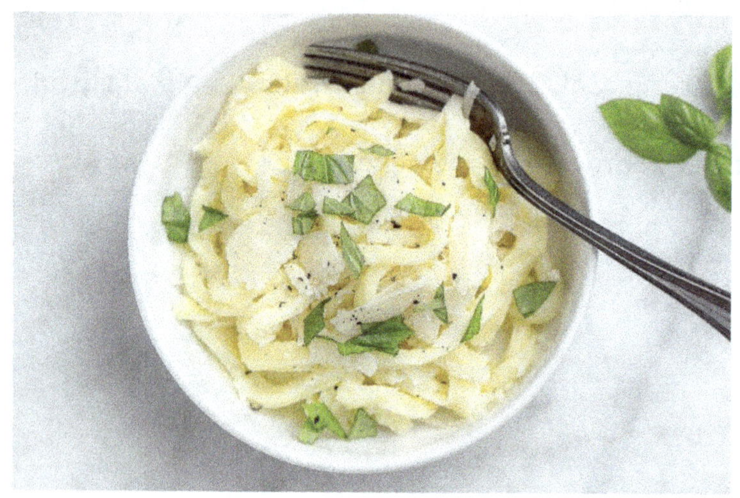

Cauli Mac-n-Cheese

Zubereitungszeit: 10 Minuten

Kochzeit: 25 Minuten

Portionen: 3

Zutaten

•Blumenkohl (1 Kopf)

•Butter (3 Esslöffel)

•Ungesüßte Mandelmilch (0,25 Tassen)

•Schwere Sahne (.25 Tasse)

•Cheddar-Käse (1 Tasse)

•Salz und schwarzer Pfeffer

Wegbeschreibungen:

1.Den Blumenkohl in kleine Röschen schneiden und den Käse

zerkleinern.

2.Bereiten Sie den Ofen auf 450 Fahrenheit vor und bedecken

Sie ein Backblech mit einem Blatt Pergamentpapier oder Folie.

3.Schmelzen Sie 2 EL Butter in einer Pfanne und wirf sie in die

Röschen. Geben Sie ihm einen Shake Pfeffer und Salz.

4.Erwärmen Sie den Rest der Butter, schwere Sahne, Milch und Käse in der Mikrowelle oder im Doppelkessel. Den Käse über den Blumenkohl gießen und servieren.

Ernährung: Kalorien: 265 Fett: 25 g Kohlenhydrate: 3 g Eiweiß: 21 g

Edamame Seetang Nudeln

Zubereitungszeit: 10 Minuten

Kochzeit: 30 Minuten

Portionen: 2

Zutaten

• Seetangnudeln (1 Packung)

• Gefrorener Spinat (1 Tasse)

• Geschälte Edamame (0,5 Tassen)

• Julienned Karotten (.25 Tasse)

• In Scheiben geschnittene Pilze (.25 Tasse)

• Die Sauce:

• Sesamöl (1 Esslöffel)

• Tamari (2 Esslöffel)

• Gemahlener Ingwer (0,5 Teelöffel)

• Knoblauchpulver (0,5 Teelöffel)

• Sriracha (0,25 Teelöffel)

Wegbeschreibungen:

1.Die Nudeln in Wasser einweichen. Gut abtropfen lassen.

2.Verwenden Sie die mittlere Hitzetemperatureinstellung und schalten Sie die Soßenfixierungen in einen Topf. Das Gemüse dat hinzufügen und erwärmen.

3.Die Nudeln unterrühren und zwei bis drei Minuten köcheln lassen. Vor dem Servieren umrühren.

Ernährung: Kalorien: 365 Fett: 21 g Kohlenhydrate: 2 g Eiweiß: 12 g

Fettuccine Huhn Alfredo

Zubereitungszeit: 10 Minuten

Kochzeit: 45 Minuten

Portionen: 2

Zutaten

- Butter (2 Esslöffel)

- Gehackte Knoblauchzehen (2)

- Getrocknetes Basilikum (0,5 Teelöffel)

- Schwere Sahne (0,5 Tassen)

- Geriebener Parmesan (4 Esslöffel)

- Das Huhn und die Nudeln:

- Hühnerschenkel – keine Knochen oder Haut (2)

- Olivenöl (1 Esslöffel)

- Wundernudeln –Fettuccine (1 Beutel)

- Salz und Pfeffer (nach Wunsch)

Wegbeschreibungen:

1.Butter und Nelken in eine große Pfanne geben, um sie zwei

Minuten lang anzubraten. Die Sahne in die Pfanne geben und

zwei weitere Minuten köcheln lassen.

2.Werfen Sie einen Esslöffel Parmesan nach dem anderen ein.

Pfeffer, Salz und getrocknetes Basilikum dazugeben. 3 bis 5

Minuten auf der Niedrigtemperatureinstellung köcheln

lassen.

3.Verwenden Sie einen Schlägel, um das Huhn (1/2 Zoll

Dicke) zu schlagen.

4.Erwärmen Sie das Öl in einer Pfanne mit der mittleren

Temperatureinstellung. Fügen Sie das Huhn hinzu und

kochen Sie es etwa sieben Minuten auf jeder Seite. Schreddern

und beiseite stellen.

5.Bereiten Sie die Packung Nudeln vor. Spülen und kochen Sie

sie für zwei Minuten in einem Topf mit Wasser. Die Nudeln,

die Sauce und das zerkleinerte Huhn vermischen. Weitere

zwei Minuten langsam kochen und servieren.

Ernährung: Kalorien: 143 Fett: 23 g Kohlenhydrate: 3 g Eiweiß:

15 g

Rindernudeln unter Rühren

Zubereitungszeit: 10 Minuten

Kochzeit: 7 Minuten

Portionen: 3

Zutaten

- Zucchini (0,5 Tassen)

- Baby Bok Choy (1 Bund)

- Brokkoliröschen (.25 Tasse)

- Flanken- oder Rocksteak (8 Unzen)

- Ingwer (1-Zoll-Knopf)

- Avocadoöl/mit Gras gefüttertes Ghee (2 Esslöffel geteilt)

- Kokosaminos (2 Teelöffel)

Wegbeschreibungen:

1.Verwerfen Sie das Ende des Stiels vom Bok Choy.

Spiralisieren Sie die Zucchini zu 6-Zoll-Nudeln. Den Ingwer

schälen und in dünne Streifen schneiden. Das Steak gegen das Korn in dünne Streifen schneiden.

2.In einer erhitzten Pfanne einen Esslöffel Öl / Ghee hinzufügen, um das Steak mit der Med-High-Temperatureinstellung für ein bis zwei Minuten auf jeder Seite anzubraten.

3.Senken Sie die Temperatur auf Medium. Gießen Sie den Rest des Öls, Ingwer, Brokkoli und Kokosnussaminosäuren in die Pfanne. Eine Minute unter häufigem Rühren anbraten.

4.Falten Sie den Bok Choy ein und braten Sie noch eine Minute weiter.

5. Köcheln, um Perfektion zu erreichen.

Ernährung: Kalorien: 154 Fett: 13 g Kohlenhydrate: 2 g Eiweiß: 28 g

Dreifarbiger Paprika-Antipasto-Salat mit Oliven und Thunfisch

Zubereitungszeit: 5 Minuten

Kochzeit: 10 Minuten

Portionen: 4

Zutaten:

•2 (6 Unzen) Dosen Thunfisch, abgetropft

•1/2 Tasse in Scheiben geschnittene schwarze Oliven

•1/4 Tasse Balsamico-Vinaigrette (siehe hier)

•1 grüne Paprika, spiralisiert

•1 gelbe Paprika, spiralisiert

•1 rote Paprika, spiralisiert

•1/2 Tasse Kirschtomaten, halbiert

•Salz

•Frisch gemahlener schwarzer Pfeffer

Wegbeschreibungen:

1.In einer großen Schüssel den Thunfisch und die Oliven mit der Balsamico-Vinaigrette mischen. Paprikanudeln und

Kirschtomaten dazugeben und zum Kombinieren rühren. Mit

Salz und Pfeffer würzen und sofort servieren.

Ernährung: Kalorien 270 Fett 15g, Protein 24g, Natrium

603mg, Kohlenhydrate 1g, Ballaststoffe 2g

Wurstgulasch mit Low-Carb Pasta

Zubereitungszeit: 10 Minuten

Kochzeit: 7 Minuten

Portionen: 4

Zutaten

•Shirataki Ziti Nudeln (7-Unzen-Paket)

•Zwiebelpulver (0,5 Teelöffel)

•Knoblauchzehen (2 gehackt)

•Bulk Wurst (1 Pfund)

•Gewürfelte Tomaten (14,5-Unzen-Dose)

•Gehackter Sellerie (.25 Tasse)

•Stevia (1 Packung)

•Salz (1 Teelöffel)

•Chilipulver (1 Teelöffel)

Wegbeschreibungen:

1.Die Nudeln abtropfen lassen, 5 Minuten in Wasser

einweichen und erneut abtropfen lassen. Zum Schluss in einer trockenen Pfanne anbraten, bis sich die Nudeln anfühlen, als

würden sie an der Pfanne kleben.

2.Wurst, Zwiebelpulver und Knoblauch kochen, bis sie

gebräunt sind.

3.Lassen Sie das Fett nach Bedarf abtropfen. Fügen Sie den

Rest der Befestigungen hinzu.

4.Simmer abgedeckt für ca. 20 Minuten. Oft umrühren.

Ernährung: Kalorien: 354 Fett: 32 g Kohlenhydrate: 4 g Eiweiß:

23 g

Knusprige Speck- und Salbei-Carbonara-Nudeln

Zubereitungszeit: 10 Minuten

Kochzeit: 25 Minuten

Portionen: 3

Zutaten

• Butternusskürbis oder Kürbis (1 Tasse)

• Blumenkohl (2 Tassen) Gewürfelter Bio-Speck (1-1,5 Tassen)

• Nudeln – Zucchini-Nudeln (3 Tassen)

• Kurkuma (0,25 bis 0,5 Teelöffel)Salz (nach Wunsch)

• Mit Gras gefütterte Butter oder Ghee (2-3 Esslöffel)

• Gefiltertes Wasser/Hühnerknochenbrühe (0,25 Tassen)

• Frische Salbeiblätter (1 Handvoll)

Wegbeschreibungen:

1.Kürbis/Kürbis und Blumenkohl in einem Topf dämpfen, bis er weich ist.

2.Würfeln und den Speck in eine Pfanne werfen und knusprig anbraten.

3.Wenn der Speck fertig ist, entfernen Sie ihn aus der Pfanne.

Zum Abtropfen auf eine mit Papier ausgekleidete Schüssel

legen. Lassen Sie das Fett in der Pfanne.

4.Die Salbeiblätter im Speckfett schön gebräunt und knusprig

anbraten. Die Blätter mit dem Speck in den Teller geben.

5.Die Nudeln in einen Topf geben und einige Minuten

dämpfen.

6. Kombinieren Sie Blumenkohl, gekochten Kürbis / Kürbis,

Kurkuma, Butter / Ghee, Salz und zwei Esslöffel der Brühe in

einer Küchenmaschine. Glatt und cremig hülen. Fügen Sie

weiterhin Löffel Wasser / Brühe hinzu, um die gewünschte

Soßenkonsistenz zu erreichen.

7.Wenn die Nudeln fertig sind, legen Sie sie auf zwei

Servierplatten.

8.Gießen Sie die cremige Sauce darauf und fügen Sie eine

Prise der Speckstücke und knusprigen Salbeiblätter hinzu.

9.Servieren und sofort genießen.

Ernährung: Kalorien: 265 Fett: 25 g Kohlenhydrate: 3 g Eiweiß:

21 g

Low carb Spaghetti & Fettuccine

Zubereitungszeit: 2 Minuten

Kochzeit: 3 Minuten

Portionen: 1

Zutaten:

• Drei (3) Knoblauchzehen

• Zwei (2) Esslöffel Butter

• Zwei (2) mittlere Zucchini

• Ein Viertel Teelöffel Salz nach Geschmack

• Ein Viertel Teelöffel Pfeffer

• Eine viertel Tasse Parmesan

Wegbeschreibungen:

1. Waschen Sie Ihre Zucchini und schneiden Sie sie dann mit einem Spiralisator oder Gemüseschäler in Stränge und legen Sie sie beiseite. Wenn Es richtig gemacht wird, sollte Ihre Zucchini wie Spaghettistränge herauskommen. Ich meine, das ist der Punkt, oder?

2.Stellen Sie eine große Pfanne auf mittlere Hitze. Die Butter zum Schmelzen geben und dann gehackten Knoblauch hinzufügen. Den Knoblauch unter Rühren anbraten, bis er durchscheinend erscheint. Wenn Sie wissen, dass Sie eine Affinität zum Verbrennen von Dingen haben, seien Sie bitte aufmerksam, damit der Knoblauch nicht verbrannt wird.

3.Fügen Sie Ihre Zucchini-Stränge hinzu und braten Sie sie drei Minuten lang an. Stellen Sie sicher, dass Sie Ihre Nudelstränge probieren, um zu überprüfen, wie zart sie sind, da Zucchini sehr schnell kocht. Versuchen Sie, nicht zu "schmecken", bis es fertig ist.

4.Die Pfanne herunterbringen, Salz, Pfeffer und Parmesan hinzufügen, gut verrühren und servieren.

Ernährung: Kalorien: 100 Gesamtfett: 4g Kohlenhydrate: 4g Protein: 4g

Gebackene Zucchini-Nudeln mit Feta

Zubereitungszeit: 10 Minuten

Kochzeit: 25 Minuten

Portionen: 3

Zutaten

•Spiralisierte Zucchini (2)

•Geviertelte Pflaumentöse (1)

•Feta-Käse (8 Würfel)

•Pfeffer und Salz (je 1 Teelöffel)

•Olivenöl (1 EL)

Wegbeschreibungen:

1.Eine Bratpfanne leicht mit einem Spritzer Speiseöl einfetten.

2.Stellen Sie die Ofentemperatur auf 375 Fahrenheit ein.

3.Schneiden Sie die Nudeln mit einem Spiralisierer in

Scheiben und fügen Sie Olivenöl, Tomaten, Pfeffer und Salz

hinzu.

4.Backen Sie das Nudelgericht für 10 bis 15 Minuten. Aus dem Ofen geben und die Käsewürfel hinzufügen, zum Kombinieren würfeln. dienen.

Ernährung: Kalorien: 354 Fett: 32 g Kohlenhydrate: 5 g Eiweiß: 19g

Shrimp Pad Thai und Shirataki Nudeln

Zubereitungszeit: 10 Minuten

Kochzeit: 7 Minuten

Portionen: 3

Zutaten

• Shirataki Fettuccini Nudeln (2 Packungen – je 7 Unzen)

• Mittelgroße wild gefangene Garnelen (18)

• Weideeier (2)

• Gehirnoktanöl geteilt (1,5 Esslöffel)

• Kokosaminos (2 Esslöffel)

• Limette (1 entsaftet und geteilt)

• Cashewbutter (1 Teelöffel)

• Knoblauch (1 Nelke)

• Zerkleinerter roter Pfeffer (0,25 Teelöffel)

• Koriander (.25 Tasse)

• Grüne Zwiebeln (2)

• Meersalz

• Optional für die Garnitur: Cashewnüsse (4 zerkleinert)

Wegbeschreibungen:

1.Knoblauch und Zwiebeln fein hacken.

2.Bereiten Sie die Shirataki-Nudeln mit den Packungsanweisungen vor (15 Sekunden spülen, 2 Minuten in einem Topf mit Wasser kochen und die Nudeln abtropfen lassen). Legen Sie sie in eine trockene Pfanne ohne Öl unter mittlerer Hitze und "rösten" Sie sie für eine Minute). Vorerst beiseite legen.

3. Kombinieren Sie die Cashewbutter, 3/4 eines Esslöffels des Brain Octane Oil, Knoblauch, Kokosnussaminos, die Hälfte des Limettensaftes und zerkleinerte rote Paprika in einem kleinen Mischbehälter. verwerfen.

4.Bereiten Sie eine große Pfanne (mittlere Hitze) vor. Den letzten 3/4 Esslöffel Öl, Garnelen und eine Prise Meersalz unterrühren. Auf jeder Seite ca. 1,5-2 Minuten köcheln lassen.

5.Die Eier verquirlen und in der Pfanne an der Seite der Garnelen verteilen. Die Eier zu einem weichen Gerangel kochen (1 Minute).

6.Fügen Sie die Saucenmischung, Nudeln, Koriander und

grüne Zwiebeln hinzu. Gut nicht. Erhitzen, bis es erwärmt ist.

7.To Abgang, den Rest des Limettensaftes über die Pfanne

träufeln und die Gewürze nach Belieben anpassen.

8.Vor dem Servieren mit zerkleinerten Cashewnüssen

garnieren.

Ernährung: Kalorien: 354 Fett: 32 g Kohlenhydrate: 4 g Eiweiß:

23 g

Thai-inspirierte Erdnuss-Rote-Curry-Vegane Schüssel

Zubereitungszeit: 10 Minuten

Kochzeit: 7 Minuten

Portionen: 3

Zutaten

- Sesamöl (1 Teelöffel)

- Shirataki-Nudeln (8-Unzen-Packung)

- Ungesüßte Erdnussbutter (2 Esslöffel)

- Natriumarmer Tamari (2 Teelöffel)

- Thai rote Currypaste (2-3 Teelöffel)

- Geriebener Ingwer (0,25 Teelöffel)

- Frische Edamame (.25 Tasse)

- Frischer Limettensaft (1 Teelöffel)

Wegbeschreibungen:

1.Spülen und abtropfen lassen Sie die Nudeln gründlich ab und geben Sie sie mit der mittleren bis niedrigen Temperatureinstellung in eine Pfanne. Kochen, bis die Nudeln meist trocken sind.

2.Currypaste, Tamari, Erdnussbutter, Sesamöl, geriebenen Ingwer und Paprika unterrühren. Rühren Sie, bis sich die Sauce bildet und alles gleichmäßig beschichtet ist.

3.Noch drei bis fünf Minuten köcheln lassen oder bis die Paprika weich wird und alles erhitzt ist.

4.Das heiße Curry in eine Schüssel geben und mit Edamame und anderen gewünschten Toppings befüllen.

Ernährung: Kalorien: 324 Fett,: 16 g Carb1 2 g Eiweiß: 13 g

Keto Japanische Meeresfrüchte Pasta

Zubereitungszeit: 5 Minuten

Kochzeit: 10 Minuten

Portionen: 2

Zutaten:

• Zwei (2) Knoblauchzehen

• Drei (3) Esslöffel Heavy Cream

• Eine halbe Zwiebel (gewürfelt)

• Eine halbe Tasse Muschelsaft

• Ein Teelöffel Sojasauce

• Ein Esslöffel gesalzene Butter

• Eine Packung Shirataki-Nudeln

• Ein Viertel Teelöffel schwarzer Pfeffer

• Ein Esslöffel Kewpie Mayo

• Zwei (2) Esslöffel Weißwein

• Gefrorene Meeresfrüchtemischung (vorzugsweise Garnelen,

Venusmuscheln und Jakobsmuscheln)

Wegbeschreibungen:

1.Wenn Ihre Meeresfrüchtemischung gefroren ist, tauen Sie sie auf, bis sie vollständig geschmolzen ist.

2.Kochen Sie ein Wasser.

3.Die Shirataki-Nudeln abseihen, um die vorverpackte Flüssigkeit loszuwerden.

4.Die Nudeln unter kaltem Wasser laufen lassen, in eine Schüssel geben und dann beiseite stellen.

5.Zwiebeln und Knoblauch würfeln und dann beiseite stellen.

6.Sojasauce, Kewpie Mayo und schwere Sahne in eine kleine Schüssel geben, dann mischen, bis sie vollständig vermischt sind, und dann beiseite stellen.

7.Befestigen Sie die Shirataki-Nudeln und kochen Sie 2-3 Minuten (dies dient hauptsächlich dazu, den Geschmack der vorverpackten Flüssigkeit aus den Nudeln zu entfernen)

8.Die Nudeln abseihen und beiseite stellen.

9.Zwiebeln anbraten, bis sie braun werden.

10.Fügen Sie Weißwein, Meeresfrüchtemischung, Muschelsaft und Knoblauch hinzu und kochen Sie unter Rühren, bis die Meeresfrüchte vollständig durchgegart sind und die Flüssigkeit in der Pfanne austrocknet.

11.Gießen Sie die Sauce ab Schritt 5 ein und reduzieren Sie die Hitze auf niedrig. Rühren Sie die Mischung um, bis sie vollständig vermischt ist, und lassen Sie sie eine weitere Minute kochen.

12.Gießen Sie die Sauce über die Shirataki-Nudeln und genießen Sie!

Ernährung: Kalorien: 325 Gesamtfett: 11g Kohlenhydrate: 4g Protein: 14g

KETO-SPREU

75

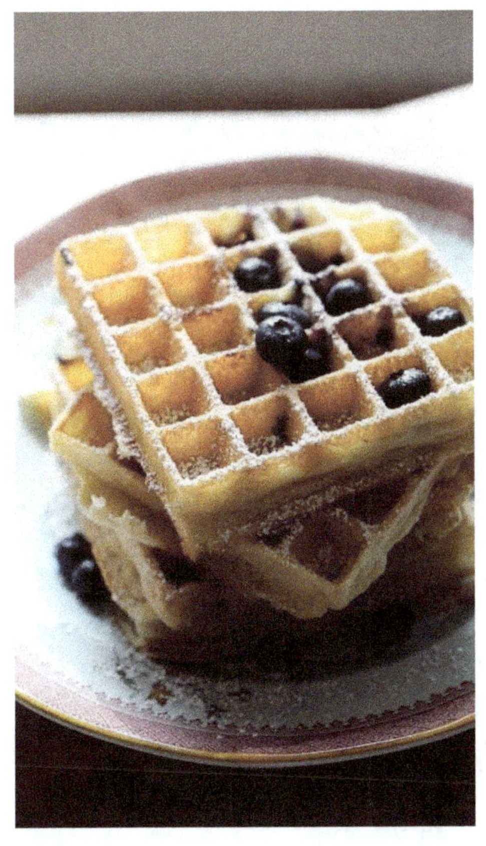

Hähnchen Kichererbsen Spreu

Zubereitungszeit: 5 Minuten

Kochzeit: 10 Minuten

Portionen: 2

Zutaten:

- Provolone Käse (zerkleinert) – 1 Tasse

- Eier – 2

- Butterkopfsalat (optional) – 2 Blätter

- Ketchup (zuckerfrei) – 2 Esslöffel

- Sojasauce – 1 Esslöffel

- Worcestershire/Worcester Sauce – 2 Esslöffel

- Mönchsfrucht/Ausweichmanöver – 1 Teelöffel

- Hähnchenschenkel (knochenlos) – 2 Stück

- Kichererbsenmehl – 3/4 Tasse

- Salz (nach Wunsch)

- Eier – 1

- Schwarzer Pfeffer – (wie gewünscht)

- Pflanzliches Speiseöl – 2 Tassen

•Schweineschwarte – 3 oz

•Salz – 1 Esslöffel

•Wasser – 2 Tassen

Wegbeschreibungen:

1.Kochen Sie Huhn für 30 min und tupfen Sie es dann trocken

2.Fügen Sie schwarzen Pfeffer und Salz zum Huhn hinzu

3. Sojasauce, Worcestershire-Sauce, Ketchup und Swerve /
Monkfruit in einer Schüssel mischen und dann beiseite stellen

4.Schweineschwarte zu feinen Krümeln mahlen

5.In separaten Schüsseln, fügen Sie das Kichererbsenmehl,
geschlagene Eier und das zerkleinerte Schweinefleisch hinzu
und beschichten Sie dann Ihre Hühnerstücke mit diesen
Zutaten in der aufgeführten Reihenfolge

6.Gebratenes überzogenes Huhn bis goldbraun

7.Vorwärmen und Fett Waffeln Maker

8.Eier und Provolone-Käse in einer Schüssel mischen

9.In den Waffeleisen gießen und knusprig kochen

10.Grüne Salate waschen und trocknen

11.Zuvor zubereitete Saucen auf einer Spreu verteilen, etwas Salat, ein Hühnchen-Katsu und dann eine weitere Spreu hinzufügen

Ernährung: Kalorien: 125 Fett: 7g Kohlenhydrate: 1 g Eiweiß: 5g

Bacon Provolone Chaffles

Zubereitungszeit: 5 Minuten

Kochzeit: 15 Minuten

Portionen: 2

Zutaten:

•Provolone Käse (zerkleinert) – 1 Tasse

•Eier – 2

•Grüne Zwiebel (gewürfelt) – 1 EL

•Italienische Würge – 1/2 Teelöffel

•Speck – 4 Streifen

•Tomate (in Scheiben geschnitten) - 1

•(c) Butterkopfsalat – 2 Blätter

•Mayo – 2 Esslöffel

Wegbeschreibungen:

1.Vorwärmen und Fett Waffeln Maker

2.Mischen Sie alle Zutaten in einer Schüssel

3.Mischung auf Waffelplatte gießen und gleichmäßig verteilen

4.Knusprig kochen und dann eine Minute abkühlen lassen

5.Mit Butterkopfsalat, Tomaten und Mayo servieren

Ernährung: Kalorien 115 Fett 7.3g Protein 1.4g Kohlenhydrate:

4g

Knusprige Provolone Käse Spreuffel

Zubereitungszeit: 5 Minuten

Kochzeit: 5 Minuten

Portionen: 2

Zutaten:

• Provolone Käse – 1/2 Tasse

• Eier – 1

• Brotkrümel – 1/2 Tasse

• Gurkensaft – 1 Esslöffel

• Gurkenscheiben – 8

Wegbeschreibungen:

1.Waffeleisen vorheizen

2.Mischen Sie die Zutaten zusammen und gießen Sie eine

dünne Schicht auf Waffeleisen

3.Fügen Sie abgetropfte Gurkenscheiben hinzu

mit restlicher Mischung 4.Top und knusprig kochen

Ernährung: Kalorien 252 Gesamtfett 17,3 g

Gesamtkohlenhydrate 3,2 g Zucker 0,3 g Ballaststoffe 1,4 g

Eiweiß 5,2 g

Pancetta Biss Chaffles

Zubereitungszeit: 12 Minuten

Kochzeit: 30 Minuten

Portionen: 4

Zutaten:

• Pancetta-Bisse (nach Wunsch)

• Cheddar Käse – 1 1/2 Tassen

Wegbeschreibungen:

1.Waffeleisen vorheizen

2.Mischen Sie alle Zutaten in einer Schüssel

3.Leicht fett Waffeleisen

4.Mischung gießen und knusprig kochen

Ernährung: Kalorien: 321 Fett: 3 g Kohlenhydrate: 3 g Eiweiß:

15 g

Pecorino Romano. Spreu

Zubereitungszeit: 5 Minuten

Kochzeit: 5 Minuten

Portionen: 2

Zutaten:

•Cheddar – 1/3 Tasse

•Pecorino Romano – 1/3 Tasse

•Eier – 1

•Backpulver – 1/4 Teelöffel

•Leinsamen (gemahlen) – 1 Teelöffel

•Olive (in Scheiben geschnitten) – 6 bis 8

Wegbeschreibungen:

1.Cheddar-Käse, Leinsamen, Ei und Backpulver in eine

Schüssel geben und mischen

2.Zerkleinern Sie halben Pecorino Romano Käse auf

Waffeleisen und fetten Sie die Platte leicht

3.Mischung gießen und mit Oliven und restlichem Pecorino

Romano Käse belegen

4.Kochen Sie, bis es knusprig ist

Ernährung: Kalorien 252 Gesamtfett 17,3 g

Gesamtkohlenhydrate 3,2 g Zucker 0,3 g Ballaststoffe 1,4 g

Eiweiß 5,2 g

Okra-Cheddar Spreu

Zubereitungszeit: 5 Minuten

Kochzeit: 15 Minuten

Portionen: 6

Zutaten:

•Okra – 1 Medium

•Eier – 1

•Cheddar Käse – 1 1/2 Tassen

Wegbeschreibungen:

1.Okra für 15 min kochen und dann mischen

2.Waffeleisen vorheizen

3.Mischen Sie die aufgeführten Zutaten in einer Schüssel

4.Waffeleisen einfetten, Mischung gießen und knusprig

kochen

Ernährung: Kalorien 136 Gesamtfett 10,7 g

Gesamtkohlenhydrate 1,2 g Zucker 1,4 g Ballaststoffe 0,2 g

Eiweiß 0,9

HAUPT-, BEILAGEN- UND GEMÜSE

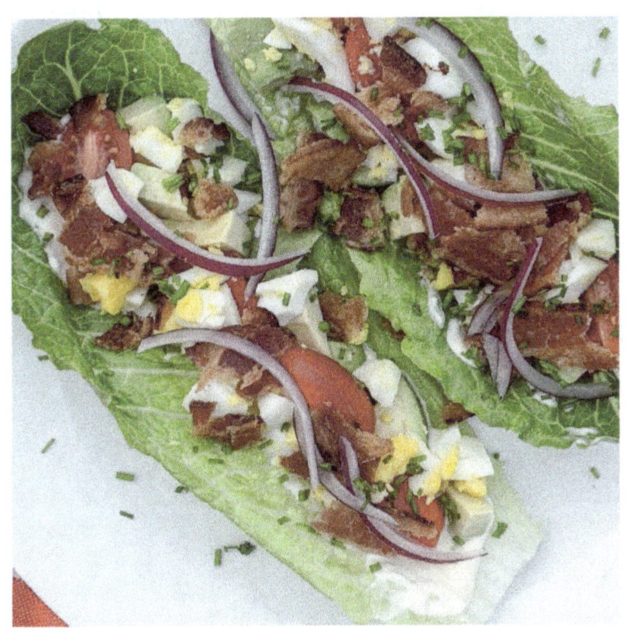

Würzige Schweinekoteletts

Zubereitungszeit: 4 Stunden und 10 Minuten

Kochzeit: 15 Minuten

Portionen: 2

Zutaten:

•1/4 Tasse Limettensaft 2 Schweinerippchen-Koteletts

•1/2 Esslöffel Kokosöl, geschmolzen

•1/2 Knoblauchzehen, geschält und gehackt

•1/2 Esslöffel Chilipulver

•1/2 Teelöffel gemahlener Zimt

•Teelöffel Kreuzkümmel

•Salz und Pfeffer nach Geschmack

•1/4 Teelöffel Peperonisauce

•Mango, in Scheiben geschnitten

Wegbeschreibungen:

1.Nehmen Sie eine Schüssel und mischen Sie Limettensaft, Öl, Knoblauch, Kreuzkümmel, Zimt, Chilipulver, Salz, Pfeffer, Peperonisauce. Gut verquirlen.

2.Fügen Sie Schweinekoteletts hinzu und braten Sie. Halten Sie es auf der Seite und lassen Sie es für 4 Stunden kühlen.

3.Heizen Sie Ihren Grill auf medium vor und übertragen Sie schweinekoteletts auf den vorgeheizten Grill. 7 Minuten grillen, umdrehen und 7 Minuten mehr kochen lassen.

4.Teilen Sie zwischen Servierplatten und servieren Sie mit Mangoscheiben. genießen!

Ernährung: Kalorien: 200 Fett: 8g Kohlenhydrate: 3g Protein: 26g Ballaststoffe: 1g NettoKohlenhydrate: 2g

Ansprechende Brokkoli-Maische

Zubereitungszeit: 15 Minuten

Kochzeit: 5 Minuten

Portionen: 6

Zutaten:

•16 oz. Brokkoliröschen

•C. Wasser

•TL frischer Zitronensaft

•TL Butter, weichgeweicht

•1 TL Knoblauch, gehackt

•Salz und frisch gemahlener schwarzer Pfeffer, nach

Geschmack

Wegbeschreibungen:

1.In einer mittleren Pfanne brokkoli und Wasser bei mittlerer

Hitze hinzufügen und ca. 5 Minuten kochen lassen.

2.Den Brokkoli gut abtropfen lassen und in eine große

Schüssel geben

3.In die Schüssel brokkoli, Zitronensaft, Butter und Knoblauch

dazugeben und mit einem Tauchmixer glatt machen.

4.Mit Salz und schwarzem Pfeffer würzen und servieren.

Ernährung: Kalorien 32; Kohlenhydrate: 5,1g; Eiweiß: 2g; Fett:

0,9g; Zucker: 1,3g; Natrium: 160mg; Ballaststoffe: 2g

Eier mit Grüns

Zubereitungszeit: 5 Minuten

Kochzeit: 10 Minuten

Portionen: 2

Zutaten:

•3 EL gehackte Petersilie

•3 EL gehackter Koriander

•1/4 TL Cayennepfeffer

•2 Eier

•EL Butter, ungesalzen

•Würzen:

•1/4 TL Salz

•1/8 TL gemahlener schwarzer Pfeffer

Wegbeschreibungen:

1.Nehmen Sie eine mittlere Pfanne, legen Sie sie über mittlere

bis niedrige Hitze, fügen Sie Butter hinzu und warten Sie, bis

sie schmilzt.

2.Dann Petersilie und Koriander hinzufügen, mit Salz und

schwarzem Pfeffer würzen, bis zum Mischen umrühren und 1

Minute kochen.

3.Machen Sie zwei Platz in der Pfanne, knacken Sie ein Ei in

jeden Raum und bestreuen Sie dann mit Cayennepfeffer,

bedecken Sie die Pfanne mit dem Deckel und kochen Sie für 2

bis 3 Minuten, bis Eigelb gesetzt ist.

4.Dienen.

Ernährung: 135 Kalorien; 11,1 g Fette; 7,2 g Eiweiß; 0,2 g

Netto-Kohlenhydrate; 0,5 g Ballaststoffe;

Pikanter Rosenkohl

Zubereitungszeit: 15 Minuten

Kochzeit: 15 Minuten

Portionen: 2

Zutaten:

•1/2 lb. frischer Rosenkohl, beschnitten und halbiert

•2 EL Olivenöl

•2 kleine Knoblauchzehen, gehackt

•1/2 TL Paprikaflocken, zerkleinert

•Salz und frisch gemahlener schwarzer Pfeffer, nach

Geschmack

•EL frischer Zitronensaft

•TL frische Zitronenschale, fein gerieben

Wegbeschreibungen:

1.Ordnen Sie einen Dampfkorb über einer großen Pfanne des

kochenden Wassers an.

2.Legen Sie den Spargel in den Dampfkorb und dämpfen Sie, abgedeckt für ca. 6-8 Minuten.

3.Vom Herd nehmen und den Spargel gut abtropfen lassen.

4.In einer großen Pfanne das Öl bei mittlerer Hitze erhitzen und die Knoblauch- und Paprikaflocken ca. 1 Minute anbraten.

5.Rosenkohl, Salz und schwarzen Pfeffer unterrühren und ca. 4-5 Minuten anbraten.

6.Den Zitronensaft unterrühren und ca. 1 Minute anbraten.

7.Vom Herd nehmen und heiß mit der Garnierung der Zitronenschale servieren.

Ernährung: Kalorien: 116; Kohlenhydrate: 11g; Eiweiß: 4,1 g; Fett: 7,5 g; Zucker: 2,5g; Natrium: 102mg; Ballaststoffe: 4.4g

Pasta Orecchiette mit Brokkoli & Tofu

Zubereitungszeit: 10 Minuten

Kochzeit: 15 Minuten

Portionen: 4

Zutaten:

•(9 oz.) Packung Orecchiette

•16 oz. Brokkoli, grob gehackt

•Knoblauchzehen

•EL Olivenöl

•EL geriebener Tofu

•Salz und schwarzer Pfeffer nach Geschmack

Wegbeschreibungen:

1.Legen Sie die Orecchiette und den Brokkoli in Ihren Instant-Topf. Mit Wasser abdecken und den Deckel verschließen. 10 Minuten unter hohem Druck kochen. Machen Sie eine schnelle Freigabe.

2.Brokkoli und Orecchiette abtropfen lassen. verwerfen. Das Olivenöl im Sauté-Modus erhitzen. Knoblauch 2 Minuten unter Rühren anbraten. Brokkoli, Orecchiette, Salz und Pfeffer unterrühren. Weitere 2 Minuten kochen lassen. Drücken Sie Abbrechen und Rühren Sie geriebenen Tofu zum Servieren ein.

Ernährung: Kalorien: 192 kcal Eiweiß: 7,08 g Fett: 12,6 g Kohlenhydrate: 16,93 g

Spiegeleier mit Grünkohl und Speck

Zubereitungszeit: 5 Minuten

Kochzeit: 15 Minuten

Portionen: 2

Zutaten:

•4 Scheiben Putenspeck, gehackt

•Bund Grünkohl, gehackt

•oz Butter, ungesalzen

•Eier

•2 EL gehackte Walnüsse

•Würzen:

•1/3 TL Salz

•1/3 TL gemahlener schwarzer Pfeffer

Wegbeschreibungen:

1.Nehmen Sie eine Pfanne, stellen Sie sie bei mittlerer Hitze,

fügen Sie zwei Drittel der Butter hinzu, lassen Sie sie

schmelzen, fügen Sie dann Grünkohl hinzu, schalten Sie die

Hitze auf mittleres bis hohes Niveau und kochen Sie 4 bis 5 Minuten, bis die Ränder goldbraun geworden sind.

2.Wenn Sie fertig sind, geben Sie Grünkohl auf einen Teller, legen Sie ihn beiseite, bis er benötigt wird, fügen Sie Speck in die Pfanne hinzu und kochen Sie für 4 Minuten, bis er knusprig ist.

3.Grünkohl in die Pfanne geben, Nüsse hinzufügen, umrühren, bis er vermischt ist und 2 Minuten kochen, bis er gründlich erwärmt ist.

4.Grünkohl in die Schüssel geben, restliche Butter in die Pfanne geben, Eier in die Pfanne knacken und 2 bis 3 Minuten braten, bis sie auf das gewünschte Niveau gekocht sind.

5.Grünkohl zwischen zwei Tellern verteilen, Spiegeleier an der Seite hinzufügen, mit Salz und schwarzem Pfeffer bestreuen und dann servieren.

Ernährung: 525 Kalorien; 50 g Fette; 14,4 g Eiweiß; 1,1 g Netto-Kohlenhydrate; 2,8 g Ballaststoffe;

Gefüllte Hähnchenbrüste

Zubereitungszeit: 30 Minuten

Kochzeit: 30 Minuten

Portionen:4

Zutaten:

•Esslöffel Butter

•1/4 Tasse gehackte süße Zwiebel

•1/2 Tasse Ziegenkäse, bei Raumtemperatur

•1/4 Tasse Kalamata Oliven, gehackt

•1/4 Tasse gehackte geröstete rote Paprika

•Esslöffel gehacktes frisches Basilikum

•(5 Unzen) Hähnchenbrust, hautauf

•2 Esslöffel natives Olivenöl extra

Wegbeschreibungen:

1.Heizen Sie den Ofen auf 400 ° F vor.

2.In eine kleine Pfanne bei mittlerer Hitze, die Butter

schmelzen und die Zwiebel dazugeben. Anbraten, bis es zart

ist, ca. 3 Minuten.

3.Die Zwiebel in eine mittlere Schüssel geben und Käse, Oliven, rote Paprika und Basilikum hinzufügen. Gut verrühren, dann ca. 30 Minuten im Kühlschrank aufbewahren.

4.Schneiden Sie horizontale Taschen in jede Hähnchenbrust und füllen Sie sie gleichmäßig mit der Füllung. Befestigen Sie die beiden Seiten jeder Brust mit Zahnstochern.

5.Stellen Sie eine große ofenfeste Pfanne über mittlere bis hohe Hitze und fügen Sie das Olivenöl hinzu.

6. Das Huhn auf beiden Seiten anbraten, insgesamt etwa 10 Minuten.

7.Stellen Sie die Pfanne in den Ofen und braten Sie, bis das Huhn gerade durchgegart ist, ca. 15 Minuten. Zahnstocher entfernen und servieren.

Ernährung: Kalorien: 389 Fett: 30g Eiweiß: 25g Kohlenhydrate: 3g Ballaststoffe: 0g

Würzige Spreu mit Jalapeno

Zubereitungszeit: 5 Minuten

Kochzeit: 10 Minuten;

Portionen: 2

Zutaten:

•2 TL Kokosmehl

•1/2 EL gehackter Jalapeno-Pfeffer

•2 TL Frischkäse

•Ei

•oz zerkleinerter Mozzarella-Käse

•Würzen:

•1/4 TL Salz

•1/8 TL gemahlener schwarzer Pfeffer

Wegbeschreibungen:

1.Schalten Sie einen Mini-Waffeleisen ein und lassen Sie ihn 5

Minuten vorheizen.

2.Nehmen Sie in der Zwischenzeit eine mittlere Schüssel,
legen Sie alle Zutaten hinein und mischen Sie sie dann mit
einem Tauchmixer, bis sie glatt sind.

3.Den Teig gleichmäßig in den Waffeleisen geben, mit Deckel
verschließen und 3 bis 4 Minuten kochen lassen, bis er fest
und goldbraun ist.

4.Dienen.

Ernährung: 153 Kalorien; 10,7 g Fette; 11,1 g Eiweiß; 1 g Netto-
Kohlenhydrate; 1 g Ballaststoffe;

SUPPE UND EINTÖPFE

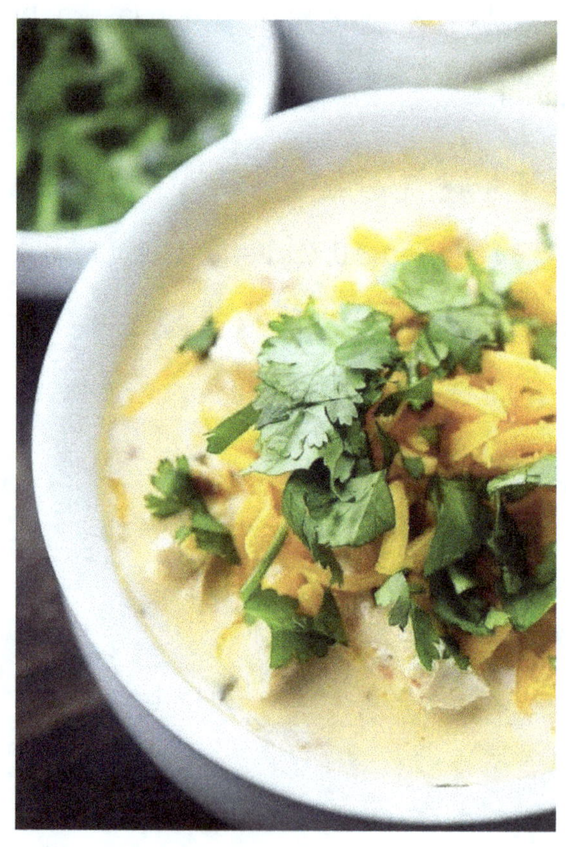

Vegetarische Knoblauch-, Tomaten- & Zwiebelsuppe

Zubereitungszeit: 15 Minuten

Kochzeit: 30 Minuten

Portionen: 6

Zutaten:

- 6 Tassen Gemüsebrühe

- 1/2 Tasse ungesüßte Kokosmilch in Vollfett

- 11/2 Tassen Tomatenwürfel in Dosen

- gelbe Zwiebel, gehackt

- Knoblauchzehen, gehackt

- Teelöffel italienisches Gewürz

- Lorbeerblatt

- Prise Salz & Pfeffer, nach Geschmack

- Frisches Basilikum, zum Servieren

Wegbeschreibungen:

1.Alle Zutaten abzüglich kokosmilch und frischem Basilikum bei mittlerer Hitze in einen Stockpot geben und zum Kochen bringen. Zum Kochen bringen und 30 Minuten kochen lassen.

2.Entfernen Sie das Lorbeerblatt und verwenden Sie dann einen Tauchmixer, um die Suppe glatt zu mischen. Kokosmilch unterrühren.

3.Mit frischem Basilikum garnieren und servieren.

Ernährung: Kalorien: 104 Kohlenhydrate: 6g Ballaststoffe: 1g Netto Kohlenhydrate: 5g Fett: 7g Protein: 6g

Chilisauce

Zubereitungszeit: 15 Minuten

Kochzeit: 15 Minuten

Portionen: 40

Zutaten:

•Esslöffel Olivenöl

•Tasse Karotte, geschält und gehackt

•1/2 Tasse gelbe Zwiebel, gehackt

•5 Knoblauchzehen, gehackt

•6 Habanero-Paprika, stielig

•Tomaten, gehackt

•1 Esslöffel frische Zitronenschale

•1/4 Tasse frischer Zitronensaft

•1/4 Tasse Balsamico-Essig

•1/4 Tasse Wasser

•Salz und gemahlener schwarzer Pfeffer, je nach Bedarf

Wegbeschreibungen:

1.Erhitzen Sie das Öl in einer riesigen Pfanne bei mittlerer Hitze und kochen Sie die Karotte, Zwiebel und Knoblauch für etwa 8-10 Minuten unter häufigem Rühren.

2.Nehmen Sie die Pfanne vom Herd und lassen Sie sie leicht abkühlen.

3.Die Zwiebelmischung und die restlichen Zutaten in eine Küchenmaschine geben und pulsieren, bis sie glatt sind.

4.Die Mischung bei mittlerer bis niedriger Hitze in die gleiche Pfanne geben und unter gelegentlicher Unterrühren ca. 3-5 Minuten köcheln lassen.

5.Nehmen Sie die Pfanne vom Herd und lassen Sie sie vollständig abkühlen.

6.Sie können diese Sauce im Kühlschrank aufbewahren, indem Sie sie in einen luftdichten Behälter geben.

Ernährung: Kalorien: 9 Netto Kohlenhydrate: 1g

Kohlenhydrate: 1,3g Ballaststoffe: 0,3 g Eiweiß: 0,2 g Fett: 0,4 g

Zucker: 0,7 g Natrium: 7 mg

Karotten-, Ingwer- & Kurkumasuppe

Zubereitungszeit: 15 Minuten

Kochzeit: 40 Minuten

Portionen: 8

Zutaten:

- 6 Tassen Gemüsebrühe

- 1/4 Tasse vollfette ungesüßte Kokosmilch

- 3/4 Pfund Karotten, geschält und gehackt

- 2 Teelöffel geriebener Ingwer

- Teelöffel gemahlene Kurkuma

- süße gelbe Zwiebel, gehackt

- Knoblauchzehen, gehackt

- Prise Meersalz & Pfeffer, nach Geschmack

Wegbeschreibungen:

1.Alle Zutaten abzüglich der Kokosmilch bei mittlerer Hitze in einen Stockpot geben und zum Kochen bringen. Zum Kochen bringen und 40 Minuten kochen lassen oder bis die Karotten zart sind.

2.Verwenden Sie einen Tauchmixer und mischen Sie die

Suppe, bis sie glatt ist. Kokosmilch unterrühren.

3.Genießen Sie sofort und frieren Sie alle Reste ein.

Ernährung: Kalorien: 73 Kohlenhydrate: 7g Ballaststoffe: 2g

Netto-Kohlenhydrate: 5g Fett: 3g Protein: 4g

Grüne Jalapeno Sauce

Zubereitungszeit: 5 Minuten

Kochzeit: 0 Minuten

Portionen: 1

Zutaten:

•1/2 Avocado

•großer Jalapeno

•Tasse frischer Koriander

•Esslöffel natives Olivenöl extra

•Esslöffel Wasser

•Wasser

•1/2 Teelöffel Salz

Wegbeschreibungen:

1.Fügen Sie alle Zutaten in einen Mixer hinzu.

2.Mixen, bis es glatt und cremig ist.

3.Servieren und genießen.

Ernährung: Kalorien: 407 Fett: 42g Kohlenhydrate: 10g Eiweiß:

2.4g

Rinderkohlsuppe

Zubereitungszeit: 10 Minuten

Kochzeit: 20 Minuten

Portionen: 8

Zutaten:

•2 EL. Olivenöl

•große Zwiebel

•lb. Ribeye FiletSteak

•Stiel Sellerie

•große Karotten

•1 kleiner Grünkohl

•Knoblauchzehen

•6 Tassen Rinderbrühe/Brühe

•EL + mehr zum Servieren Frisch gehackte Petersilie

•TL. Getrockneter Thymian / Rosmarin / Basilikum &

Oregano

•TL. Zwiebel-/Knoblauchpulver

•Frisch geknackter schwarzer Pfeffer & Salz (nach Wunsch)

Wegbeschreibungen:

1. Den Knoblauch hacken und die Zwiebel, den Sellerie und die Karotten hacken. Den Kohl in mundgerechte Stücke schneiden. Schneiden Sie das Steak von allem sichtbaren Fett ab. In Ein-Zoll-Stücke schneiden.

2.Warmes Öl in einem großen Topf mit der mittleren Hitzetemperatureinstellung.

3.In das geschnittene Fleisch geben. Anbraten, bis gebräunt. Die Zwiebeln unter die Zwiebeln geben und glasig anbraten (3-4 Min.).

4.Den Sellerie und die Karotten untermischen, etwa 3-4 Minuten gut mischen.

5.Den Kohl unterheben und weitere fünf Minuten anbraten. Den Knoblauch hineintauen und eine weitere Minute anbraten, alle Fixierungen durchmischen.

6.in die Brühe / Brühe, getrocknete Kräuter, Petersilie und Zwiebel- oder Knoblauchpulver gut mischen. Köcheln lassen und die Hitze auf med-low reduzieren. Abdeckung mit einer Oberseite.

7.Köcheln, bis der Kohl und die Karotten weich sind (10 bis 15 Min.). Das Salz, den Pfeffer und die extra getrockneten Kräuter nach Belieben geben. Warm servieren.

Ernährung: Kalorien: 177 Netto-Kohlenhydrate: 4 g Gesamtfettgehalt: 11 g Eiweiß: 12 g

Dessert

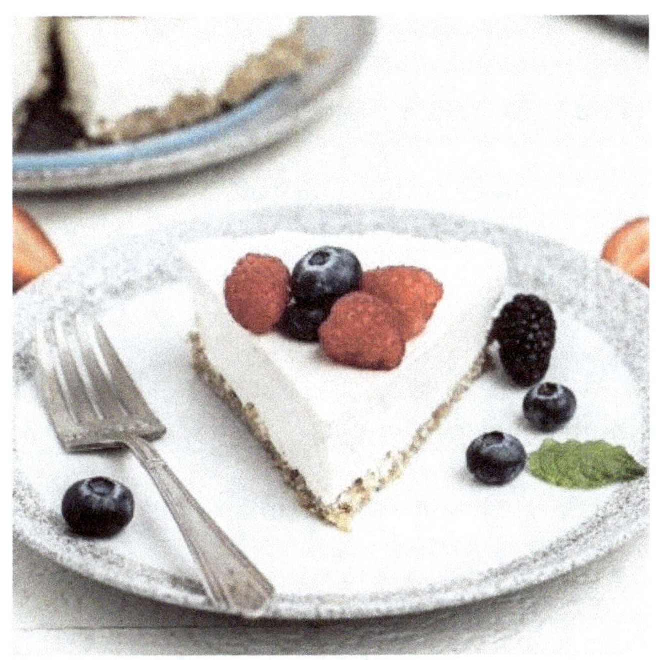

Pistazien Cookies

Zubereitungszeit: 10 Minuten

Kochzeit: 25 Minuten

Portionen: 8

Zutaten:

•3/4 Tasse (4 oz.) geschälte Pistaziennüsse

•2 TL + 1 Tasse Stevia-Granulat-Süßstoff

•1 2/3 Tasse Mandelmehl oder Mandelmehl

•2 Eier, gut geschlagen

Wegbeschreibungen:

1.Pistazien und Stevia in eine Küchenmaschine geben und fein

mahlen.

2. Pistazienmischung mit Mandelmehl oder Mehl in eine

Schüssel geben.

3.Eier hinzufügen und gut verquirlen, bis sie kombiniert sind.

4.Kühlen Sie diese Mischung für 8 Stunden oder über Nacht.

5.Lassen Sie Ihren Ofen bei 325 Grad F vorheizen.

6.Schichte ein Keksblatt mit Wachspapier und verwende dann einen Messlöffel oder Löffel, um den Keksteig Schaufel für Messlöffel auf das Blatt zu geben.

7.Backen Sie sie für 25 Minuten, bis sie leicht braun sind.

8.Lassen Sie sie abkühlen und servieren Sie sie.

Ernährung: Kalorien 174 Gesamtfett 12,3 G Kohlenhydrate 4,5 G Ballaststoffe 0,6 g Zucker 1,9 g Eiweiß 12 G

Mandelbutter Kekse

Zubereitungszeit: 5 Minuten

Kochzeit: 12 Minuten

Portionen: 14

Zutaten:

•1 Tasse glatte Mandelbutter

•4 EL ungesüßtes Kakaopulver

•1/2 Tasse granuliertes Erythrit-Süßmittel

•1/4 Tasse zuckerfreie Schokoladenstückchen

•1 großes Ei

•3 EL Mandelmilch ungesüßt, falls erforderlich

Wegbeschreibungen:

1.Heizen Sie Ihren Ofen bei 350 Grad F vor.

2.Mandelbutter zusammen mit granuliertem Süßstoff, Ei und

Kakaopulver in einer Schüssel mit einer Gabel verquirlen.

Fügen Sie 3 EL Mandelmilch hinzu, wenn die Mischung zu

krümelig ist.

3.Falten Sie Schokoladenstückchen hinein und machen Sie

dann 6 Zentimeter kreisende Kekskugeln daraus.

4.Legen Sie die Kugeln auf ein backblech, das mit Backpapier

ausgekleidet ist.

5.Backen Sie sie für 12 Minuten und lassen Sie sie dann

abkühlen.

6.Viel Spaß.

Ernährung: Kalorien 77,8 Gesamtfett 7,13 g

Gesamtkohlenhydrate 0,8 g Zucker 0,2 g Ballaststoffe 0,3 g

Eiweiß 2,3 g

Macadamianuss Kekse

Zubereitungszeit: 10 Minuten

Kochzeit: 15 Minuten

Portionen: 12

Zutaten:

•1/2 Tasse Butter, geschmolzen

•2 EL Mandelbutter

•1 Ei

•1 1/2 Tasse Mandelmehl

•2 EL ungesüßtes Kakaopulver

•1/2 Tasse granuliertes Erythrit-Süßmittel

•1 TL Vanilleextrakt

•1/2 TL Backpulver

•1/4 Tasse gehackte Macadamianüsse

•Prise Salz

Wegbeschreibungen:

1.Heizen Sie Ihren Ofen auf 350 Grad F vor.

2.Alle Zutaten in einer Schüssel mit einer Gabel gut

verquirlen, bis sie glatt sind.

3.Schichte ein Keksblatt mit Wachspapier und lasse den Teig

Schaufel für Schaufel darauf fallen.

4.Flachen Sie jede Schaufel in eine 1,5 Zoll breite Runde ab.

5.Backen Sie sie für 15 Minuten und lassen Sie sie dann

abkühlen.

6.Viel Spaß.

Ernährung: Kalorien 114 Gesamtfett 9,6 g

Gesamtkohlenhydrate 3,1 g Zucker 1,4 g Ballaststoffe 1,5 g

Eiweiß 3,5 g

Gefüllte Oreo Cookies

Zubereitungszeit: 5 Minuten

Kochzeit: 12 Minuten

Portionen: 8

Zutaten:

•1 1/3 Tasse Mandelmehl

•6 EL Kakaopulver

•2 EL schwarzes Kakaopulver

•3/4 TL koscheres Salz

•1/2 TL Xanthangummi

•1/2 TL Backpulver

•1/4 TL Espressopulver

•5 1/2 EL Butter

•8 EL Erythrit

•1 Ei

•Für Vanillecremefüllung

•4 EL mit Gras gefütterte Butter

•1 EL Kokosöl

•1 1/2 TL Vanilleextrakt

•Koscheres Salz kneifen

•1/2 - 1 Tasse Swerve Konditor Zuckerersatz

Wegbeschreibungen:

1. Mandelmehl, Salz, beide Kakaopulver, Xanthangummi, Backpulver und Espressopulver in einer geeigneten Schüssel verquirlen.

2.Schlagen Sie Butter gut in einer großen Schüssel mit einem Handmixer für 2 Minuten.

3.Süßstoff verquirlen und 5 Minuten weiter schlagen, dann das Ei hinzufügen.

4.Gut schlagen und dann die Mehlmischung hinzufügen. Gut mischen, bis es vollständig eingearbeitet ist.

5.Den Keksteig mit Plastikfolie einwickeln und 1 Stunde im Kühlschrank aufbewahren.

6.In der Zwischenzeit Ihren Ofen auf 350 Grad F vorheizen und ein Backblech mit Wachspapier schichten.

7.Legen Sie den Teig zwischen zwei Blätter Pergamentpapier.

8.Rollen Sie den Teig zu einem 1/8 Zoll dicken Blatt aus.

9.Schneiden Sie 1 3/4 Zoll runde Kekse aus diesem Blatt und

rollen Sie den Teig neu, um mehr Kekse zu schneiden.

10.Verteilen Sie diese Kekse auf dem Backblech und frieren Sie

sie 15 Minuten ein.

11.Backen Sie diese Kekse für 12 Minuten und lassen Sie sie

dann auf einem Drahtgestell abkühlen.

12.Schlagen Sie Butter mit Kokosnussöl in einer Schüssel mit

einem elektrischen Mixer.

13.Vanilleextrakt, pulverförmiges Süßungsstoff nach

Geschmack und eine Prise Salz unterrühren.

14.Gut mischen und dann in einen Spritzbeutel geben.

15.Legen Sie die Hälfte der Kekse auf ein Keksblatt und füllen

Sie sie mit der Cremefüllung.

16.Legen Sie die verbleibende Hälfte der Kekse über die

Füllung, um sie abzudecken.

17.15 Minuten im Kühlschrank aufbewahren und dann

servieren.

Ernährung: Kalorien 215 Gesamtfett 20 g

Gesamtkohlenhydrate 3 g Zucker 1 g Ballaststoffe 6 g Eiweiß 5

g

Vanillebeere Meringues

Zubereitungszeit: 15 Minuten

Kochzeit: 1 Stunde und 45 Minuten

Portionen: 10

Zutaten:

• Teelöffel Vanilleextrakt

• Esslöffel gefriergetrocknete gemischte Beeren, zerkleinert

• großes Eiweiß bei Raumtemperatur

• 1/3 Tasse Erythrit

• Teelöffel Zitronenschale

Wegbeschreibungen:

1. In einer Rührschüssel das Eiweiß schaumig umrühren.
Vanilleextrakt, Zitronenschale und Erythrit hinzufügen;
Weiter mischen, mit einem elektrischen Mixer, bis er steif und
glänzend ist.

2. Fügen Sie die zerkleinerten Beeren hinzu und mischen Sie
sie erneut, bis sie gut vermischt sind. Verwenden Sie zwei

Teelöffel, um den Baiser auf mit Pergament ausgekleidete

Keksblätter zu löffeln.

3.Backen Sie bei 220 Grad F für etwa 1 Stunde 45 Minuten.

Ernährung: 51 Kalorien 0g Fett 4g Kohlenhydrate 12g Protein

0,1g Ballaststoffe

Fudgy Brownie Kekse

Zubereitungszeit: 10 Minuten

Kochzeit: 12 Minuten

Portionen: 12

Zutaten:

•2 EL Butter, weich

•1 Ei, Raumtemperatur

•1 EL. Truvia

•1/4 Tasse Swerve

•1/8 TL Blackstrap Melasse

•1 EL. VitaFiber Sirup

•1 TL Vanilleextrakt

•6 EL zuckerfreie Schokoladenstückchen

•1 TL Butter

•6 EL Mandelmehl

•1 EL Kakaopulver

•1/8 TL Backpulver

•1/8 TL Salz

•1/4 TL Xanthangummi

•1/4 Tasse gehackte Pekannüsse

•1 EL zuckerfreie Schokoladenstückchen

Wegbeschreibungen:

1.Schlagen Sie Ei mit 2 Esslöffeln Butter, VitaFiber, Süßstoffen

und Vanille in einer Schüssel mit einem Handmixer.

2.Schmelzen Sie 1/2 eines Esslöffels der

Schokoladenstückchen mit 1 Teelöffel Butter in einer Schüssel,

indem Sie sie 30 Sekunden lang in der Mikrowelle erhitzen

und dann gut umrühren.

3.Fügen Sie diese Mischung zur ersten Buttermischung hinzu

und mischen Sie sie gut, bis sie glatt ist.

4.Alle trockenen Zutaten unterrühren und glatt mischen.

5.Die restlichen Schokoladenstückchen und Pekannüsse

unterheben.

6.Legen Sie diesen Teig für 8 Minuten in den Gefrierschrank.

7.Lassen Sie Ihren Ofen bei 350 Grad F vorheizen.

8.Fetten Sie ein Backblech ein und lassen Sie den Teig Schaufel

für Messlöffel darauf fallen, um kleine Kekse zu bilden.

9.Die Kekse leicht abflachen und dann 10 Minuten backen.

10.Lassen Sie die Kekse etwa 15 Minuten abkühlen und

servieren Sie sie.

Ernährung: Kalorien 288 Gesamtfett 25,3 g

Gesamtkohlenhydrate 3,6 g Zucker 0,1 g Ballaststoffe 3,8 g

Eiweiß 7,6 g